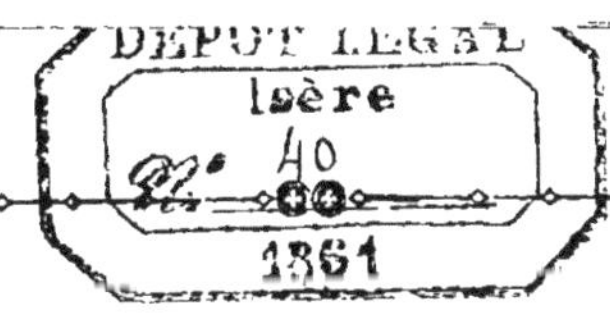

ÉLÉMENTS

DE

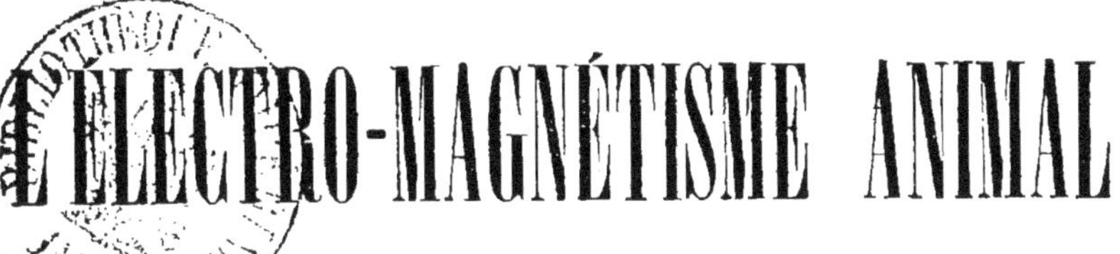

L'ÉLECTRO-MAGNÉTISME ANIMAL

PAR

Le Comte Hubert de BEAUMONT-BRIVAZAC.

> Tout ce qui est au-dessus de l'intelligence du vulgaire est à ses yeux, ou *sacré*, ou *profane*, ou *abominable*.
>
> L'abbé L***.

3me ÉDITION.

Prix : **75** cent., rendu franco à domicile.

GRENOBLE,

PRUDHOMME, IMPRIMEUR-ÉDITEUR,

RUE LAFAYETTE, 14.

1861.

OUVRAGES SUR LE DAUPHINÉ.

ALBUM DU DAUPHINÉ, Recueil de dessins représentant les sites les plus pittoresques, les villes, bourgs et principaux villages, les églises, les châteaux et ruines les plus remarquables du Dauphiné, etc., par MM. CASSIEN et DEBELLE. Cet ouvrage est accompagné d'un texte historique et descriptif, par une société de gens de lettres de Grenoble, 1836-1840. — 4 vol. in-4°, imprimés avec luxe sur très-beau papier gr.-raisin, prix .... 80 fr.
Chaque vue séparée .... 50 c.
Chaque volume se compose de 48 dessins et 24 à 25 feuilles de texte. — Il reste très-peu d'exemplaires de ce bel ouvrage.

ANTOINE, ou le Dauphiné au XVIIIe siècle, roman historique, par M. A. DURAND.— 4 vol. in-12, prix .... 6 fr.
L'auteur passe en revue, dans cette œuvre, tous les événements qui ont marqué, pendant la révolution, dans notre ancienne province; c'est l'histoire de cette époque en ce qui concerne le Dauphiné.

CATALOGUE des Coléoptères qui se trouvent dans les montagnes de la Chartreuse. — In-8°, très-beau papier, prix............... 1 fr. 50

CATALOGUE méthodique des corps organisés fossiles de l'Isère, avec description des espèces nouvelles, par le docteur Albin GRAS. — In-8°, avec planches (très-rare)..... 5 fr.

CONSIDÉRATIONS sur les anciens lits de déjection des torrents des Alpes, et sur leur liaison avec le phénomène erratique, par M. Scipion GRAS, ingénieur en chef des mines.— In-8°, prix........................ 1 fr. 50

DESCRIPTION des Mollusques fluviatiles et terrestres de la France, et plus particulièrement du département de l'Isère; ouvrage orné de planches lithographiées avec le plus grand soin, représentant les figures de plus de 140 espèces, et divisé en deux parties, renfermant : 1° la description des mollusques de l'Isère; 2° la description des autres espèces qui se rencontrent dans le reste de la France, par M. Albin GRAS. — 1 vol. in-8°...... 5 fr.

DESCRIPTION des Oursins fossiles du département de l'Isère, précédée de Notions élémentaires sur l'organisation et la glossologie de cette classe de zoophytes, et suivie d'une Notice géologique sur les divers terrains de l'Isère; ouvrage orné de 6 planches représentant 45 espèces nouvelles ou non encore figurées, et d'une planche géologique. — 1 vol. in-8°.......................... 6 fr.

DESCRIPTION pittoresque de la Grande-Chartreuse, souvenirs historiques de ses montagnes et de son couvent, et Recueil des pensées inscrites sur son Album, par Châteaubriand, Lamartine, Mme de Staël, etc., etc., par M. Auguste BOURNE; suivis de Notes sur la géologie, les fossiles, la zoologie, la conchyliologie, les coléoptères, et la Flore de ces localités, extraites des œuvres de MM. Lory, Albin Gras, Villars et Mutel, d'une Notice sur Grenoble et ses environs, d'un Etat de toutes les voitures à service régulier, des hauteurs barométriques des principaux lieux environnant Grenoble, d'un article de bibliographie locale, et d'une Table analytique contenant des Notes sur les moyens de transport et sur les routes qui donnent accès à la Grande-Chartreuse, avec huit vues et une carte itinéraire. — Prix............. 3 fr. 50

ÉLÉMENTS de Botanique, enrichis de cinq planches renfermant le détail des divers organes des végétaux, par MUTEL, auteur de la *Flore française*, 3e édit. — 1 vol. in-16.. 1 fr.

ESSAI statistique et médical sur les Eaux minérales des environs de Grenoble, la Motte, la Dame, Uriage, Allevard, Oriol et l'Echaillon, par M. C. LEROY, docteur en médecine, etc. — In-8°, prix........................ 1 fr.

ESSAIS historiques sur la ville de Valence, avec des notes et des pièces justificatives inédites, par Jules OLLIVIER. — 1 v. in-8°. 3 fr. 50

HISTOIRE de Grenoble et de ses environs, depuis sa fondation sous le nom de Cularo jusqu'à nos jours, par J.-J.-A. PILOT. — 1 vol. in-8°, prix.......................... 3 fr.

ICHNOGRAPHIE de la fontaine monumentale érigée par la ville de Chambéry à la mémoire du général comte de Boigne; ouvrage composé de onze planches dessinées par M. Cassien, et d'un texte historique par M. DÉPOMMIER, professeur de théologie à Chambéry. — In-f°, papier jésus velin, édition de luxe, prix................................ 5 fr.

INFLUENCE des anciennes institutions féodales sur la formation de quelques parties du droit civil en France, et spécialement dans la province du Dauphiné, par M. BURDET, professeur à la faculté de droit de Grenoble; un vol. in-8°..... .... 3 fr. 50

MARIE-THÉRÈSE DE BOUÈS, ou Mémoires authentiques d'une famille du Dauphiné pendant l'émigration, par M. du BOYSAIMÉ. — In-8°, prix................................ 5 fr.

MARTIN. Antiquités et inscriptions des villes de Die, d'Orange, de Vaison, d'Apt et de Carpentras. — 1 vol. in-8°, prix........... 3 fr.

MONTBRUN, ou les Huguenots en Dauphiné, roman historique, par E. BADON. — 2 beaux vol. in-8°, édition de luxe....... .... 5 fr.
Ce roman est l'exposé des guerres religieuses qui ont ensanglanté notre ancienne province.

L'OISANS, essai historique et statistique, par J.-H. ROUSSILLON. — In-8°, prix.... 1 fr.

RECHERCHES sur les antiquités dauphinoises, par J.-J.-A. PILOT. — 2 vol. in-8°.. 5 fr.

STATISTIQUE minéralogique du département des Basses-Alpes, ou Description géologique des terrains qui constituent ce département, avec l'indication des gîtes de minéraux utiles qui s'y trouvent contenus, ouvrage accompagné d'une carte et de coupes géologiques, par M. Scipion GRAS, ingénieur en chef des mines; 1 vol. in-8°, prix............ 8 fr.

VUES (192) SUR LE DAUPHINÉ, lithographiées par MM. Cassien et Debelle; chaque vue.................................... 50 c.

ÉLÉMENTS

DE

L'ÉLECTRO-MAGNÉTISME ANIMAL.

§ 1er.

L'ELECTRO-MAGNÉTISME animal est la propriété qu'ont les corps vivants d'agir sur leurs semblables, et aussi sur certains corps inorganiques.

L'étymologie du mot *Magnétisme* dérive du mot latin *magnes*, aimant.

L'électro-magnétisme animal existe depuis l'origine du monde : il est un des plus puissants agents de la nature. Dans la plus haute antiquité, et chez les peuplades perdues au sein de l'Océanie, les tribus errantes de l'Afrique centrale, les hordes sauvages des steppes de l'Asie, comme chez les peuples civilisés de toutes les époques et des deux mondes, partout vous retrouverez la tradition de ses effets, sans qu'alors dans ces temps reculés, pas plus que de nos jours, on ait pu en déterminer la cause. Point de départ inconnu d'une grande puissance, cette cause produit des effets inouïs, inconcevables, et la raison universelle, la tradition et l'autorité nous prouvent son existence.

Cette faculté, cette puissance électro-magnétique, existe dans le règne animal, le règne végétal, et dans le règne minéral.

Elle existe chez l'homme :

1° Par la force plus ou moins puissante de son système nerveux dont l'influx impondérable échappe encore à notre investigation, car, malgré les expériences de *Bogros*, les Doctes de la science conjecturale n'adoptent pas tous l'existence d'un fluide nerveux ; la chose est toute simple : ils ne touchent pas, ils ne pèsent pas, ils ne voient point ce fluide, eux, positivistes par système. *Ergo*, il n'existe pas, disent-ils ; partant, ils nient ses effets.

2° Cette faculté existe chez l'espèce humaine comme chez d'autres individus du règne animal, dans la puissance de la fascination que l'homme peut exercer à son gré, ainsi que certains animaux.

Exemple. — Le serpent noir ou boa du Canada, sur l'homme;

Le serpent devin du Zahara, sur l'homme ;

La couleuvre sur le crapaud ;

La belette, sur le rossignol et sur la fauvette; ;

La torpille, la gymnote, l'anguille de Surinam, sur les divers poissons dans leur sphère d'attraction ;

L'aigle, le milan, dans les airs, sur leur proie ;

L'homme, partout et toujours, sur son semblable ;

L'homme *Van Humbugh*, *Carter*, *Martin*, sur les animaux féroces ;

La panthère, le tigre, l'once, sur l'antilope et la gazelle ;

Le chien d'arrêt, sur toute espèce de gibier ;

L'homme, *dans l'Inde*, sur la couleuvre capella.

3° Cette faculté existe dans la puissance innée, chez l'homme, d'attirer à lui une portion du fluide éthéré ou fluide universel, de s'en emparer, de le modifier à son gré, et de le projeter à volonté sur un point déterminé de l'organisme de son semblable, et aussi sur d'autres corps vivant, même sur certains corps inorganiques.

4° Cette puissante faculté existe enfin chez l'homme par l'effet de sa volonté active et forte, action qui ne peut être développée et produire des résultats salutaires et majeurs, qu'autant qu'elle est basée sur une conviction réelle et profonde. De cet état d'irritation naît le gonflement, peut-être l'éréthisme du cerveau, des deux substances grise et blanche, une sorte d'hallucination momentanée chez la personne qui magnétise, pendant que le sujet soumis à l'expérimentation, lui, doit être absolument passif.

Hors de ces conditions, qui ne peuvent être scindées, et que nousposons comme principe absolu,

On n'obtiendra jamais que des effets physiques qui peuvent être expliqués, tandis que les phénomènes psycologiques échapperont toujours à l'investigation des hommes, quelque savants qu'ils soient ; et, il faut en convenir, il serait même inutile de leur en demander l'explication, car autant vaudrait-il solliciter le plus grand génie parmi eux, de donner la définition de Dieu et de son essence suprême ;

le prier de nous faire comprendre l'immensité et l'éternité, le principe du mouvement et la cause de l'attraction ; encore la raison des forces centripète et centrifuge ; autant serait-il raisonnable enfin de demander à ce profond génie ce que c'est que le néant servant de limite à la nature? *Questions ardues et insolubles* ; humiliation permanente du rationalisme, barrières où vient se briser tout l'orgueil des positivistes.

Le magétisme, puisqu'il faut nous servir de cette dénomination, vulgaire et impropre en ce sens qu'elle ne saurait appartenir qu'à quelques-uns de ses effets et ne rend nullement l'idée des autres, le magnétisme, disons-nous, n'est point encore une science exacte, étudiée, prouvée et définie, mais bien positivement c'est un amas de faits anciens et modernes entassés sur d'autres faits de tous les âges, de tous les pays et de la même nature. Ces faits, souvent disparates, se contredisent quelquefois, parce qu'ils sont le résultat d'actions différentes et diversement produites dans des circonstances opposées. Le magnétisme, nous ne pouvons mieux le définir, est un *prothée* insaisissable, visible et invisible tour à tour; calmant et procurant l'atonie quelquefois; surexcitant et produisant la plus haute exaltation en d'autres circonstances; agissant sur certains corps animés dans des cas donnés, et n'ayant pas la plus légère influence sur d'autres; se comportant de la même manière envers les corps inorganiques, en suivant entre eux certaines lois d'affinité pendant que celles de l'attraction, de la cohésion et de la répulsion font également ressortir leur puissance dans les effets physiques et les phénomènes physiologiques produits par son action.

Nous avons dit que l'homme pouvait attirer à lui et disposer à son gré d'une plus ou moins grande portion du fluide universel ou éther des anciens, suivant les dispositions de son organisme et surtout la force de sa volonté assise sur une profonde conviction. Ce fluide, cet éther, se modifie étrangement en traversant des milieux ambiants de natures différentes; et l'on est très-disposé à admettre en principe, aujourd'hui, que la *lumière*, le *calorique*, le *calorique latent*, l'*électricité atmosphérique*, l'*électricité sou-*

terraine, le *magnétisme terrestre*, *minéral*, *végétal* et *animal*; l'*aimant*, le *galvanisme* ou *électricité voltaïque*, *etc.*, *etc.*, ne sont que les rameaux divers d'une seule et même tige; c'est-à-dire, un seul et même fluide partout répandu dans la nature occupant l'immensité, et dont les nombreuses modifications n'arrivent jusqu'à nous que pour nous prouver que notre raison a des limites au delà desquelles elle ne peut rien définir : c'est le *mens agitat molem* d'Ovide, qui, quoique poëte, n'a fait que reproduire les sentiments de l'antiquité.

Pour développer l'électro-magnétisme animal, deux actions principales et fondamentales sont nécessaires, je dis même indispensables pour arriver aux grands résultats.

Premièrement, l'action physique, les passes, le massage, les mouvements plus ou moins répétés et prolongés. Cette action, disons-nous, produit des effets physiques et physiologiques sur l'organisme des êtres vivants, et elle peut accumuler le fluide sur certains corps inorganiques dont les uns l'absorbent et les autres ne sont que bons conducteurs. On voit les phénomènes, on produit les effets, on peut les diriger, les maîtriser, les détruire; donc on doit les expliquer.

Secondement, l'action psychique. Celle-ci produit seulement des effets psychologiques, et il est impossible de s'en rendre un compte clair et précis. Cette action est toute spirituelle et mentale, c'est le résultat de la volonté forte, prononcée et exclusive d'un magnétiseur instruit, convaincu de sa puissance. La séparation momentanée de l'intellect et de la matière, disons de l'âme et du corps, est son effet immédiat; et ce phénomène inconcevable a lieu sans suspendre ni absorber la vie animale : en un mot, c'est la vie spiritualisée qui se manifeste, un mode d'existence à part, une double vie appartenant à la même âme qui dispose alors d'un sens interne qui lui appartient, et suffit pour remplacer tous les autres. C'est un toucher spirituel qui n'a pas besoin d'organes. On conçoit aisément que cet ordre de phénomènes échappe à notre investigation et à notre raison, ce qui n'empêche pas la réalité des faits.

Par le concours franchement exercé de ces deux actions diverses sur l'organisme animal et sur la vie spiritualisée, sur l'âme et sur le corps, vous produirez des effets surprenants, des phénomènes inouïs et inconcevables, il est vrai, mais toutes les dénégations des matérialistes, tous les quolibets des incrédules, ne les empêcheront pas d'être...*quand même*. Ces faits incroyables, dussent-ils ne se montrer que rarement et de loin en loin, il est certain que les fins de non-recevoir que l'on voudra, de bonne foi, nous opposer dans un scepticisme de bonne compagnie, nous les repousserons par l'évidence et sans phrases. Quant aux autres oppositions systématiques, pourquoi s'en occuper? Le pyrrhonisme outré peut avoir ses sectaires comme la crédulité ses fanatiques aveugles; et nous répéterons après tout : il n'y a rien de plus éloquent qu'un fait bien établi et bien prouvé ; et rien de moins logique qu'une vague dénégation.

Le magnétisme, depuis sa renaissance, il y a environ quatre-vingts ans, a eu et a encore aujourd'hui diverses écoles :

1° L'école de Mesmer et de Deslon : elle fut débordée de suite.

2° L'école du marquis de Puységur : découverte du somnambulisme.

3° L'école spiritualiste de Lyon, du chevalier de Barberin.

4° L'école exégétique de Stockolm : extatiques illuminés.

5° L'école de Deleuze, récente, marchant au progrès.

6° L'école moderne, enfin, qui a puisé dans toutes les précédentes.

L'école moderne, à la tête de laquelle brillent des savants du premier ordre, des médecins assis au point culminant de la science médicale, des académiciens de Londres, de Paris, de Berlin, de Pétersbourg, de Madrid, etc., etc., l'école moderne, la seule dont nous puissions nous occuper dans un aperçu aussi restreint, a posé ce principe des deux actions dont j'ai parlé plus haut, et on ne peut le scinder, ce principe, sans avoir l'ambition de créer une école nouvelle qui serait en opposition avec des faits acquis et tous les ouvrages qui ont été publiés de nos jours. Le magnétisme s'avance en renversant tous les obstacles ; il suit une marche lente et progressive, appuyée sur l'expérimentation et éclairée par le flambeau de la vérité. Tel que le fleuve majestueux qui de sa source coule vers son embouchure, se jouant des vains obstacles que le génie de l'homme a cru pouvoir opposer aux lois de la nature, il rompt, il renverse les digues élevées au compas glacial des mathématiques, parce qu'on ne pouvait calculer sa puissance : et après avoir tout bouleversé sur son passage, il se calme, s'apaise, rentre dans son lit, et fertilise de nouveau les terres qu'il avait été forcé de dévaster.

Le magnétisme est l'embryon d'une vaste science ; il attendra qu'un génie tel que celui de *Descartes*, de *Leibnitz* ou de *Newton* vienne déchirer les langes dont il est encore enveloppé. On affirme que ce génie est apparu, qu'il a vu, qu'il observe encore, et que lorsqu'il voudra écrire de sa savante plume, on ne pourra plus appliquer au magnétisme animal ces paroles inscrites par les anciens sur le socle de la statue d'*Isis* :

Nul ne soulèvera le voile qui me couvre.

Et avant de vouloir chercher à définir la cause de l'électro-magnétisme animal, de donner une simple idée de sa nature et de ses effets, de rechercher, en un mot, l'origine de cette grande puissance, nous terminerons ce premier paragraphe en répétant encore à l'orgueilleux positiviste ces célèbres paroles de l'antiquité : *Homme, commence par te connaître toi-même.*

Et en effet, ce sera renfermer ce pyrrhonien dans le cercle de Popilius, que de lui demander : Qui es-tu? d'où viens-tu? où vas-tu ?

§ 2.

Après les quelques considérations écrites dans notre premier paragraphe sur le magnétisme, il est utile, pour continuer cet aperçu fait entièrement de mémoire, il est nécessaire, disons-nous, d'établir les aphorismes suivants, en en désignant les auteurs :

L'électro-magnétisme animal présente chez l'individu soumis à son action divers degrés que nous établissons dans l'ordre suivant :

1re Magnétisation : lassitude dans les membres, alourdissement général ;

XIII. Afin d'activer l'action magnétique, on peut toucher délicatement les paupières, qui doivent être closes chez le sujet soumis à l'expérimentation, et ce qui est infiniment plus décent quand on magnétise une femme. Par ce moyen, les paupières s'alourdissent et sont bientôt paralysées. Quelques passes de projection faites avec accroissement de volonté sur le sensorium et le sommet du crâne, précipiteront le développement de la crise magnétique physiologique.

XIV. On peut encore charger les différents plexus par des passes à jet ou de projection; on peut agir avec plus de force sur le plexus solaire; et en faisant des passes à légère distance sur le trajet du grand sympathique, et des massages de pression délicate sur les divers ganglions et aux articulations, on ne tardera pas à obtenir plus de promptitude dans les résultats.

XV. Lorsque les effets sont trop intenses, il faut se hâter de diminuer cette intensité et de rendre au réservoir commun ce trop plein de fluide imprudemment accumulé sur le sujet, ce qui se fait assez facilement par des passes de soutirement et d'absorption, et aussi quelquefois par des passes à grands courants et prolongées jusqu'au réservoir commun; mais par ce moyen on pourrait même, sans le vouloir, procurer le réveil instantané qu'on ne cherchait pas.

XVI. Pour produire le réveil, il faut agir en sens inverse, soit par la volonté, soit par l'action; les passes à jet ou de projection, les passes longitudinales, le massage, la pression des articulations, du sommet du crâne, de l'occiput et de la région épigastrique doivent être supprimées rigoureusement.

XVII. Pour faire cesser la somnolence, le sommeil magnétique et même le somnambulisme, si dans ce dernier cas le sujet ne s'y oppose pas, il suffit de faire des passes transversales et à distance devant les yeux et devant l'épigastre; ces passes doivent être faites vivement, en présentant les pointes des doigts vers le sujet, et frottant légèrement les paupières. Ainsi les pointes métalliques soutirent l'électricité atmosphérique, les pointes animales agissent de même sur l'électro-magnétisme animal, c'est une loi d'analogie.

XVIII. On peut encore réveiller l'individu magnétisé par des passes de soutirement faites sur la région thoracique et sur l'épigastre, et sans discontinuer, jusqu'à ce que le réveil se produise de lui-même. Ce mode nous appartient.

XIX. Ce serait une mauvaise méthode que de changer de procédé, quand une fois on a commencé à agir d'une manière pour ramener l'état normal. Tout autre moyen de réveiller, soit un somnambule, soit une personne simplement magnétisée, doit être sévèrement interdit, sous peine de provoquer souvent de graves désordres si l'on tentait de la réveiller de force.

§ 4.

Il nous reste à dire un mot sur l'action psychique dont nous avons déjà parlé, et nous le répétons avec une profonde conviction : sans le concours simultané des deux actions, vous ne produirez aucun de ces phénomènes inexplicables qui semblent ne se manifester à nos yeux que pour confondre notre intelligence et humilier notre raison.

Mais les effets du magnétisme se sont manifestés dans tous les temps ; on les a, partout et toujours, observés ; et, dans la plus haute antiquité, quelques individus surent, sinon les expliquer, du moins ils purent les provoquer.

Car, au sein des peuples primitifs, il se forma des corporations d'hommes studieux qui ne participaient ni aux travaux de l'agriculture ni à ceux du commerce ; des hommes qui méprisaient le métier de la guerre comme attentatoire aux droits et aux lois de l'humanité.

Et les livres hébreux, chaldéens, égyptiens, grecs et phéniciens ; ceux des Assyriens, Guèbres, Parsis, des Bouddhistes, des Brahmes indhous et des Chinois ; en un mot, les *Védams*, le *Védanta soustra*, la *Bible*, les *Kings chinois*, le *Zend*, le *Sadder*, l'*Ezourvédam*, le *Shasta ;* tous ces livres, disons-nous, toutes ces théogonies et cosmogonies s'accordent pour nous représenter ces hommes comme livrés à l'étude des diverses influences de la nature, à l'observation des astres, de leur marche et de leurs révolutions ; et ces hommes furent toujours attentifs aux manifestations de quelques phénomènes solennels qui, quoique rares, en imposèrent jadis aux peuples anciens, comme ils en imposent aujourd'hui aux peuples modernes.

On les nomma successivememt, *prédiseurs* ou *prophètes, voyants, devins, onéiropoles, mages, sorciers, enchanteurs, nécromans, magiciens, astrologues, etc. etc.*

Car l'étude approfondie des mystères de la nature, des expériences méditées et bien souvent aussi le hasard, leur firent découvrir des opérations singulières, physiques et chimiques, et ils en usèrent habilement pour augmenter leur crédit :

Ils firent entendre des voix là où il n'y avait point de bouches.

Ils firent apercevoir des objets là où la main ne trouvait point de corps ;

Ils transportèrent la vue à d'immenses distances, alors que l'occlusion des paupières était complète ;

Ils allumèrent des feux par des pyrophores et des phosphores ; en un mot, ils opérèrent des prestiges de fantasmagorie, de palingénésie, d'optique, de dioptrique, de catoptrique et d'acoustique : prestiges qui, bien que divulgués aujourd'hui, causent encore de la surprise et souvent de l'effroi chez quelques-uns.

Mais ces secrets, couverts d'un voile épais, mystérieusement enseignés dans l'enceinte sacrée et la plus reculée des temples, ne furent possédés que par les membres de ces corporations ; castes gouvernées par les ministres de ces religions déistes et spiritualistes.

Et ces phénomènes provenant d'un ordre de choses immatériel, assuraient l'existence et le pouvoir de ces corporations.

Mais elles devaient périr avec leurs chefs dépositaires de la grande vérité, alors qu'un aveugle fanatisme rapportait mensongèrement l'ensemble merveilleux de ces phénomènes au génie du mal, ou qu'un positivisme non moins absurde trouvait plus simple de rejeter les faits, que d'en rechercher les causes à l'origine du monde, et niait avant tout, parce qu'ils ne pouvaient comprendre la nature ni expliquer la volonté de Dieu.

Et cependant rien ne périt dans cette lutte insensée du rationalisme contre des vérités incomprises. La psycologie, dont la connaissance est encore si attardée en France, joue un rôle immense dans les phénomènes de l'éléctro-magnétisme animal. Et nos doctrines viendront triomphalement s'asseoir un jour au point culminant des sciences physiques et de la saine philosophie : mais ce jour n'est point encore arrivé, quoique son aurore déjà illumine l'horizon.

Il est donc important, pour compléter ce petit aperçu, d'expliquer quels sont les procédés de l'action psychique qui concourent, avec l'action physique, à la manifestation et reproduction des phénomènes de l'électro-magnétisme animal. Voici donc quelques aphorismes essentiels :

I. La concentration la plus parfaite, la plus absolue, est de première nécessité chez l'expérimentateur.

II. Son but étant déterminé pour obtenir le bien, la guérison ou même l'amélioration de la santé du malade, il doit avoir exclusivement cet objet en vue.

III. On est obligé de convenir qu'une idée complexe n'a pas la force d'une idée fixe, et qu'on ne peut avoir deux idées à la fois : car la volonté n'arrive à l'apogée de sa force et de sa puissance qu'autant qu'elle est ferme, invariable et exclusive. Pour arriver au but, s'il dévie du droit chemin, l'expérimentateur en trouvera bientôt la cause en lui-même; il aura beau le nier, le fait sera constant : sa volonté ou son idée n'était pas exclusive.

IV. Et il faudra convenir préalablement que si tous les individus ne sont pas également propres à exercer l'action physique dans l'expérimentation qui nous occupe, il en est également un grand nombre auxquels il serait impossible d'exercer l'action psychique qui en est inséparable, et qui doit toujours l'accompagner.

V. Car quelques personnes seulement ont une facilité naturelle à concentrer leurs sentiments et leurs pensées, sans pouvoir même être distraites par des idées et des émotions étrangères à l'objet de leur méditation; aussi la faculté précieuse dont la nature les a doués, les met-elle en état de produire les plus grands résultats possibles et les plus rares phénomènes psychologiques de l'électro-magnétisme animal.

VI. Or, la concentrativité de l'esprit est une opération intellectuelle dont le mécanisme ne saurait tomber sous nos sens; mais ceux qui sont privés de cette faculté naturelle de concentrer leur volonté et leurs pensées, ceux-là, disons-nous, qui doutent de leurs propres forces en agissant et tout en se faisant illusion, sont incapables de conserver l'idée dominante de l'expérimentation, ils s'occuperont des accessoires, ne feront rien de remarquable, et n'arriveront jamais à produire les grands phénomènes intellectuels de l'école spiritualiste.

VII. Il est évident que nous ne pouvons gouverner la nature par nos vœux, et la volonté demeure sans force dans l'action psychique comme dans l'action physique, quand il n'y a ni analogie ni sympathie au moral entre le magnétisant et le magnétisé : l'antipathie accroît l'obstacle.

VIII. Le créateur de la nature a donné à l'homme toutes les facultés propres à observer les phénomènes, oui, sans doute, mais il n'a pas voulu que la perception directe, la cause, le principe et la fin de ces mêmes phénomènes soient découverts même par le plus grand génie de l'espèce humaine.

IX. Les phénomènes psychologiques, tels que le déplacement des sens, l'exercice de ces mêmes sens, sans le secours des organes, tels que la vue à distance, l'intuition et la prévision, enfin, cet inconcevable phénomène, la communication de la pensée, la transmission à distance de la volonté, les relations et les rapports invisibles des âmes entre elles, appartiennent certainement à un ordre de choses qui n'a rien de matériel, et demeure tout à fait en dehors de l'organisme et de la physiologie. On les niera, ces faits; eh! qu'importe? on les a prouvés jusqu'à satiété : ils sont rares, très-rares, voilà tout; mais ils se produisent.

X. D'où vient cet ordre de phénomènes? La solution de cette question est et sera peut-être toujours impossible, ce qui n'empêchera pas que l'idée la plus erronée qui puisse entrer dans l'esprit de l'homme, ne soit la supposition que sa dignité et sa destinée dans l'avenir dépendent seulement et de toute nécessité de la matière dont il est formé, et notamment du jeu des organes : d'où viendrait donc la cause motrice de ce jeu des organes?

XI. L'action psychique est et demeure essentiellement le résultat de la volonté ferme et concentrée, et cette volonté doit s'épancher naturellement d'abord, sans distraction, sans efforts violents : elle doit être sagement dirigée, afin d'en augmenter ou diminuer l'action au besoin.

XII. Il n'y a pas de leçons à donner, de mécanisme à expliquer, à enseigner, dans l'application de l'action psychique, et cela se conçoit aisément; c'est une intelligence qui agit sur une autre intelligence : leurs voies sont inconnues, leurs rapports invisibles et insaisissables. Dieu seul a le secret du langage qu'elles parlent entre elles.

Et nous dirons à ceux qui veulent amuser leurs esprits par des conjectures sur la question qui nous occupe : vous avez beau faire, vous n'arriverez jamais à la connaissance de la vérité, tant que vous vous égarerez dans ces régions interdites aux mortels.

Quant aux frondeurs, aux pyrrhoniens, aux matérialistes, aux incrédules systématiques, nous ne leur répondrons pas, parce qu'à notre égard leur langage est trop amer, trop virulent et trop illogique, et que d'ailleurs on ne repousse pas des faits, mille fois prouvés partout et toujours, par de vaines dénégations, des quolibets et des chansons. Nous ne les traitons pas, nous, de visionnaires, de fripons et de charlatans; ce sont des mots, des injures, des sottises qui retombent de tout leur poids sur ceux qui les ont proférées ou écrites : ils dénient ce que nous soutenons. Nous croyons fermement qu'ils se trompent ou qu'ils s'égarent volontairement.

Et nous leur répétons sans colère : *Serpentes avibus non geminantur, neque tigribus agni.*

Car, si nos antagonistes comptent dans leurs rangs un *Bouillaud*; un *Dubois* d'Amiens, virulent au suprême degré ; un *Renauldin* ; un *Gerdi* surtout, acerbe s'il en fut, n'avons-nous pas, nous, les *Husson*, les *Rostan*, les *Ferrus*, Jules *Cloquet*, *Foulquier*, *Guersent*, l'*Herminier*, *Orfila*, *Foissac*, *Hufeland*, *Stroffengen*, *Wilford*, *Passavan*, *Franck*, *Elliotson* et cent autres docteurs célèbres en Europe? N'avons-nous pas perdu *Marc*, *Itard*, *Guénaud de Mussi*, *Boudois de Lamothe*, membres de la commission du magnétisme de l'Académie royale de médecine, et signataires du celèbre rapport de 1827 qui trouble encore la tranquillité de *M. Gerdi*, et excite le système nerveux de *M. Dubois* d'Amiens? Nos antagonistes opposeront-ils, enfin, M. le docteur *Cornac* et ses variantes, à la logique scientifique du célèbre *Georget*? Nous ne le pensons pas.

L'avenir nous appartient!

Le comte Hubert DE BEAUMONT-BRIVAZAC.

Pont-de-Beauvoisin, département de l'Isère, octobre 1845.

P.-S. — M. Amouroux, ancien rédacteur du *Courrier de l'Isère*, vient de publier un petit, tout petit pamphlet contre le magnétisme, auquel il s'obstin, et pour raison, de ne pas donner son vrai nom d'*électro-magnétisme animal*. Le titre de ce petit ouvrage, car il a fallu que l'auteur travaillât beaucoup.... pour le livrer au public, porte ces mots: *Le magnétisme à Châteauroux*. La manière dont M. Amouroux se décide, tout en écrivant fort bien, à faire, pour la première fois, de l'opposition..., *au magnétisme*, bien entendu, nous détermine à le réfuter par des faits dans un petit écrit qui a pour titre: *Le magnétisme à Châteauroux, 1845, revu et corrigé à Grenoble en 1845.*

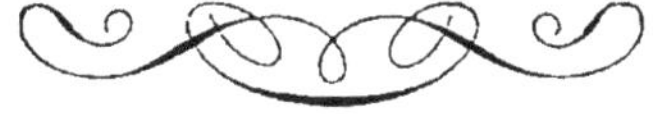

Grenoble, impr. de Prudhomme.

40 POIRES

pour les dix mois de juillet à mai.

Monographie divisée en 4 séries de 10 poires
dont la maturation s'effectue pendant chacun des mois de juillet à mai;

CONTENANT

Le **nom et la synonymie des poires**; leur description et celle de l'arbre; le mode de culture; l'indication de l'origine et l'époque de la cueillette du fruit, avec la **silhouette de chacun**, dessinée d'après nature et de grandeur naturelle;
Suivie de **considérations générales sur la culture et la taille du poirier,**

Par M. P. de M***.

(Extrait du *Sud-Est*, journal agricole et horticole.) — 2e édition augmentée de la DESCRIPTION D'UNE SÉRIE DE POIRES A CUIRE ET A COMPOTE; — 1 vol. in-8°, imprimé avec luxe et orné de 40 figures.— Prix : 3 fr. 50.

LE SUD-EST,

JOURNAL AGRICOLE ET HORTICOLE,

Paraissant mensuellement à Grenoble par nos de 48 pages in-8°; contenant la matière d'au moins 64 pages ordinaires, plus de 130,000 lettres par numéro, avec planches; prix pour l'année, rendu franco à domicile.. 5 fr.

Ce journal est fondé sur deux idées : la première, *Centralisation des travaux des Sociétés de l'Isère, des articles de tous les journaux, propres à ce département, et de tous les documents officiels agricoles;* La deuxième, *Publicité départementale générale.* — Dans ce dernier but, le *Sud-Est* est adressé gratis au principal café de chaque chef-lieu de canton de département.

Cette publication, arrivée à son 7e numéro, a été prise sous les honorables patronages des *Sociétés d'agriculture de l'arrondissement de Grenoble* (à laquelle 500 exemplaires sont actuellement fournis), *puis de Vienne*, qui a abonné ses membres et toutes les communes, et de la *Société d'horticulture de l'Ain* (à laquelle plus de 300 exemplaires sont livrés). Ces trois sociétés fournissent ainsi gratuitement le *Sud-Est*, qui contient toutes leurs publications, à chacun de leurs membres. — Six années ont paru; prix : 30 fr. — La 7e est en publication (1861).

PETITE BIBLIOTHÈQUE

ÉCONOMIQUE ET RURALE,

A 25 centimes le volume de 36 pages in-18, grand-raisin.

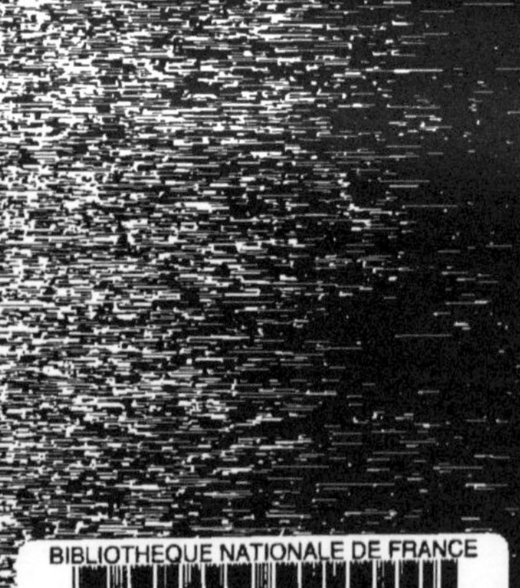
BIBLIOTHEQUE NATIONALE DE FRANCE
3 7531 03086931 8

www.ingramcontent.com/pod-product-compliance
Ingram Content Group UK Ltd.
Pitfield, Milton Keynes, MK11 3LW, UK
UKHW012132240726
13965UKWH00005B/2140

9 782012 962828